SÉMÉIOLOGIE

PHYSIOLOGIE PATHOLOGIQUE ET TRAITEMENT

DE LA

TOUX DANS LA PHTHISIE

PAR

Th. Adrien YHITZ,

Docteur en médecine de la Faculté de Paris,
Aide-major stagiaire au Val-de-Grâce.

PARIS
A. PARENT, IMPRIMEUR DE LA FACULTÉ DE MÉDECINE
RUE MONSIEUR-LE-PRINCE 29 ET 31

1876

SÉMÉIOLOGIE

PHYSIOLOGIE PATHOLOGIQUE ET TRAITEMENT

DE LA

TOUX DANS LA PHTHISIE

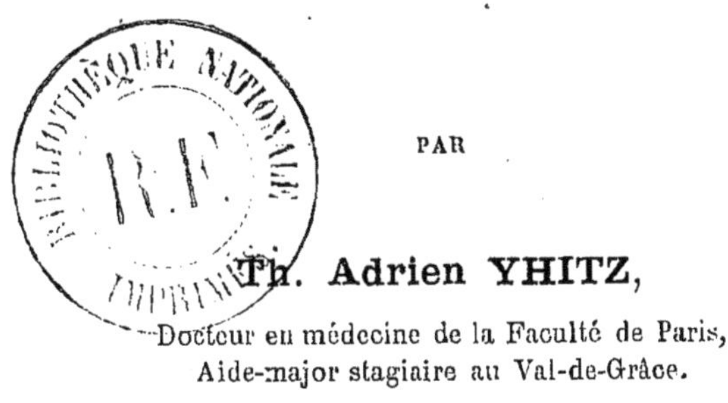

PAR

Th. Adrien YHITZ,

Docteur en médecine de la Faculté de Paris,

Aide-major stagiaire au Val-de-Grâce.

PARIS

A. PARENT, IMPRIMEUR DE LA FACULTÉ DE MÉDECINE

RUE MONSIEUR-LE-PRINCE 29 ET 31

1876

A LA MÉMOIRE DE MA MÈRE

A MON PÈRE

A MES FRÈRES

A TOUS MES AMIS.

A M. LEREBOULLET,

Professeur agrégé au Val-de-Grâce.

A MON PRÉSIDENT DE THÈSE

M. A. GUBLER,

Professeur de thérapeutique à la Faculté de médecine de Paris,
Médecin à l'hôpital Beaujon,
Membre de l'Académie de médecine.

SÉMÉIOLOGIE

PHYSIOLOGIE PATHOLOGIQUE ET TRAITEMENT

DE LA

TOUX DANS LA PHTHISIE

INTRODUCTION.

Depuis que la méthode de la physiologie expérimentale a été appliquée à la conception des phénomènes morbides, il a été possible de donner une interprétation nette et précise de certains faits pathologiques dont la cause intime ne manquait pas que d'être entourée d'une certaine obscurité. D'un autre côté, ce procédé d'investigation présente ceci de particulier, c'est qu'il conduit à une thérapeutique rationnelle basée sur les résultats qu'il a fait connaître. Ces considérations nous ont suggéré l'idée de choisir pour sujet de notre thèse inaugurale l'étude du phénomène de la toux dans la phthisie pulmonaire, et de montrer l'importance considérable que présente la connaissance du mode de production de ce symptôme au triple point de vue de sa valeur séméiologique, de sa physiologie pathologique et des indications thérapeutiques qu'elle peut fournir. Pour procéder dans cette étude, aussi intéressante pour le physiologiste que féconde en utiles applications pour le médecin, nous suivrons la voie tracée par M. Claude Bernard, le grand physiologiste du collége de France. Nous commencerons par « poser d'abord le problème médical tel qu'il est donné par l'observation de la maladie, puis par analyser expérimentalement les phéno mènes pathologiques en cherchant à en donner l'explication physiologique. » (Cl. Bernard.)

Nous diviserons donc notre travail ainsi qu'il suit :

1° Dans un premier chapitre, nous définirons les caractères de la toux de la phthisie dans chacune des variétés que nous avons admises dans notre division ;

2° Le deuxième chapitre sera consacré à la physiologie pathologique de la toux ;

3° Enfin, dans un dernïer chapitre, nous traiterons des indications thérapeutiques.

Avant d'aller plus loin, que M. Lereboulet, professeur agrégé au Val-de-Grâce, me permette de lui exprimer toute ma reconnaissance pour la bienveillance qu'il a eue pour moi et pour les conseils qu'il a bien voulu me donner.

CHAPITRE PREMIER.

Définition, — division.

La toux consiste dans une secousse expiratoire bruyante, rapide et saccadée, provoquée par l'excitation directe ou réflexe de la muqueuse des voies aériennes ou déterminée par un trouble spécial de l'innervation. Le bruit qu'elle produit et qui varie, comme nous le verrons, selon la période de l'affection dont elle dépend, résulte du passage rapide de l'air à travers l'ouverture de la glotte qui s'est momentanément rétrécie, et le retentissement qui a eu lieu dans les fosses nasales contribue à l'augmenter. Nous verrons, en nous occupant de chacune des variétés de toux que nous avons admises, leurs caractères proprement dits, qu'elles soient ou non accompagnées d'expectoration.

Si l'on observe les malades atteints de phthisie pulmonaire, on remarque que la toux ne reconnaît pas chez tous la même cause. Chez certains d'entr'eux, ce symptôme ne se manifeste qu'à l'occasion d'une laryngite, que celle-ci ait pour origine le développement de tubercules dans la cavité du larynx (phthisie laryngée), ce qui est rare, ou bien comme c'est le cas le plus fréquent, qu'elle constitue un simple catarrhe survenant comme complication dans le cours de la tuberculose pulmonaire. Appelons-la toux laryngée.

Chez d'autres malades, la toux est provoquée et entretenue par le développement de tubercules dans le tissu propre des poumons. C'est ce qui a eu lieu par exemple dans cette espèce particulière de phthisie, qu'on a appelée phthisie galopante, phthisie aiguë, où l'on trouve les poumons comme criblés dans toute leur étendue de granulations tuberculeuses. Ce sera, si l'on veut, la toux pulmonaire. Cette dernière se rapproche beaucoup par ses caractères, comme nous le verrons plus loin, de la toux laryngée; d'autre part, le traitement qui lui est applicable, tout en différant jusqu'à un certain point de celui de la toux laryngée, résulte cependant d'indications à peu près semblables. Aussi, pourrait-on faire, à la rigueur, de la toux pulmonaire, une sous-division de la toux laryngée. C'est pour ce motif, et pour ne pas nous répéter inutilement, que nous ferons suivre l'étude de la toux liée à l'inflammation du larynx de celle qui est liée à l'évolution de granulations tuberculeuses dans le parenchyme pulmonaire.

Il est une troisième catégorie de phthisiques qui ne doivent leur toux ni à la laryngite, ni à la tuberculose pulmonaire, mais bien à une inflammation de la muqueuse bronchique de nature tuberculeuse. C'est la toux bronchique.

Je citerai enfin une dernière origine de la toux chez les tuberculeux, c'est l'inflammation de la plèvre qui, comme on le sait, est si fréquente dans la phthisie pulmonaire. Voilà la toux pleurétique.

Cette diversité des causes qui engendrent la toux chez ces malades, entraîne avec elle des caractères particuliers pour chacune de ces variétés que je viens de mentionner. De là, la nécessité d'établir une division de la toux, division qui est confirmée et par la physiologie pathologique et par la clinique. Nous admettrons donc trois variétés de toux dans la phthisie pulmonaire.

1° Toux laryngée avec une sous-division pour la toux pulmonaire;

2° Toux bronchique;

3° Toux pleurétique.

Examinons donc quels sont les caractères à l'aide desquels on reconnaît ces diverses variétés entre elles. Nous allons commencer par la toux laryngée.

1° TOUX LARYNGÉE.

Le début de la pnthisie laryngée est annoncé par une petite toux sèche et pénible, laquelle est ordinairement provoquée par une sensation particulière que l'on a appelée sensation du besoin de tousser, et qui précède la toux, de même que la nausée précède le vomissement. Cette sensation se manifeste quelquefois sous la forme d'une titillation, d'un chatouillement au niveau du pharynx et de la partie supérieure du larynx. Nous verrons plus loin à quelle cause on peut rattacher ce phénomène précurseur de la toux, et quelles indications elle peut fournir à la thérapeutique.

Sous le rapport de ses retours, elle présente une fréquence variable; elle est tantôt rare et se montre à des intervalles plus ou moins éloignés; tantôt, au contraire, provoquée par des causes insignifiantes, souvent inaperçues ; elle est très-fréquente, convulsive, quinteuse, ce qui fait dire aux malades qu'ils ont la coqueluche. Le type de cette toux est celle qui se produit lorsqu'on avale de travers, comme on dit vulgairement, c'est-à-dire lorsqu'un corps étranger a pénétré dans la cavité laryngée pendant l'inspiration. Dans l'affection qui nous occupe, les quintes doivent être attribuées à ce que l'agent qui les provoque, c'est-à-dire le crachat, adhère fortement à la muqueuse, et à ce qu'il n'en est détaché qu'au prix d'efforts multipliés. Il survient en même temps des accès de suffocation qui se terminent souvent par des efforts suivis de vomissements. Cette toux à forme convulsive et spasmodique présente de particulier de survenir surtout la nuit et de troubler ainsi le repos des malades, ou bien encore le matin, au réveil, et dure alors jusqu'à ce que les mucosités accumulées pendant la nuit soient évacuées. En outre, elle s'attaque particulièrement aux malades d'un tempérament très-nerveux.

Considérée au point de vue du timbre, la toux de la phthisie laryngée est le plus ordinairement rauque et stridente; rauque, parce que les cordes vocales sont inégalement rapprochées par suite de leur tuméfaction irrégulière; stridente, parce que les muscles de la glotte irritée se trouvent dans un état de contraction tétanique.

Il existe encore un timbre particulier de la toux qui a été signalé pour la première fois par Trousseau et Belloc, et qu'ils ont désigné sous le nom de *Toux éructante*, parce que, effectivement, elle ressemble à une éructation étouffée. Elle apparaît, dans la grande majorité des cas, aux périodes avancées de la maladie, mais elle n'est pas nécessairement liée à l'existence d'ulcérations. Elle est due à ce que l'orifice glottique étant mal clos par suite de l'ulcération ou du gonflement des lèvres de la glotte, celles-ci ne vibrent plus comme à l'état normal, ce qui fait que l'air sort avec un bruit sourd et étouffé.

Il me reste encore à parler d'un phénomène de la toux, l'expectoration. Celle-ci se montre rarement dans la phthisie laryngée; la sécheresse de la toux constitue au contraire un caractère presque constant. Dans ce cas, elle ne répond pas à un besoin réel de l'organisation, mais paraît sous la dépendance d'un trouble de l'innervation.

Quand il y a expectoration, ce sont de petits crachats transparents, visqueux et filants. Ils sont rarement striés de sang; plus rarement encore, ils contiennent des débris de cartilage et de ligaments. Inutile de dire que la découverte de ces débris de cartilage constitue à elle seule un signe pathognomonique, sinon d'une phthisie laryngée, au moins d'une désorganisation complète du larynx.

Au point de vue de la durée, la toux de la phthisie laryngée offre, dans la grande majorité des cas, un caractère de persistance et de ténacité extrêmes. Lorsqu'on est assez heureux pour pouvoir obtenir la guérison, celle-ci n'est le plus souvent que temporaire, car cet accident reparaît en général sous l'influence des progrès de la lésion pulmonaire, et, si elle n'est pas traitée, elle a une durée vraiment indéfinie.

En résumé, la toux laryngée est sèche ou accompagnée d'une expectoration insignifiante, rauque, quinteuse, spasmodique, présentant la plus grande analogie avec la toux gastrique et hystérique. Nous verrons dans un instant, en parlant de la physiologie pathologique, comment on peut en expliquer le mécanisme.

Après la toux d'origine laryngée, il importe d'étudier, comme se rapprochant le plus d'elle, celle qui reconnaît pour cause productrice l'irritation déterminée par le tubercule pulmonaire. C'est un des symptômes les plus constants de la phthisie pulmonaire, un de ceux qui éveillent tout d'abord l'attention du malade et du médecin. Au début de l'affection, la toux est sèche et petite (tussicule), survenant surtout la nuit, écourtée, quinteuse, souvent accompagnée de vomissements qui reconnaissent le plus ordinairement une origine mécanique, mais qui sont susceptibles, dans quelques cas, d'une autre interprétation que nous ferons connaître plus loin.

A mesure que la lésion pulmonaire fait des progrès, il survient une modification dans le timbre de la toux. Elle prend alors le nom de toux caverneuse. Celle-ci est caractérisée par un timbre parfaitement creux et métallique. La sensation d'une résonnance produite dans une cavité bien limitée, l'intensité quelquefois douloureuse pour l'oreille avec laquelle ce bruit est transmis à travers le stéthoscope, sont des particularités qui lui donnent quelque chose de spécial.

La toux caverneuse peut être pure ou mélangée de râles caverneux; s'il y a un peu de liquide dans la cavité, la toux caverneuse n'en existera pas moins, mais elle s'associera évidemment à de gros râles humides. Enfin, lorsqu'il existe une grande caverne remplie d'air, la toux devient amphorique, c'est-à-dire qu'elle est bruyante, à timbre métallique, et donne la sensation d'un bruit produit dans une cavité plus ou moins vide; elle ne se transmet pas fortement à travers le stéthoscope.

De sèche qu'elle était au début la toux devient humide. Les crachats, d'abord muqueux et verdâtres, prennent plus tard un aspect nummulaire, déchiqueté, d'une coloration grisâtre. Le microscope permet souvent d'y rencontrer des fibres élastiques appartenant aux parois alvéolaires et caractérisées par leur disposition et leur direction tortueuses.

Cet état des crachats est le signe certain de la présence des cavernes.

Un des caractères remarquables de la toux dans la tuberculose pulmonaire, c'est de revenir souvent et à des intervalles irréguliers, l'été aussi bien que l'hiver; en outre elle continue presque sans interruption pendant plusieurs années. Louis a vu quelquefois ce symptôme, après avoir existé un certain temps, cesser complètement pour ne se montrer ensuite que dans les derniers jours de la vie du malade. Andral a fait la même remarque.

La toux est souvent provoquée par des causes insignifiantes ou inconnues, mais souvent aussi les mouvements un peu trop multipliés ou trop énergiques suffisent pour la faire naître. Louis a remarqué que chez un certain nombre de sujets, à une certaine époque de la maladie, le décubitus du côté de la principale excavation provoquait la toux; en sorte que, disait cet auteur, « l'existence de ce fait peut aider à faire reconnaître le côté de la poitrine qui est le plus affecté, indépendamment de l'auscultation et de la percussion. »

Considéré en lui-même, le symptôme toux peut dans quelques cas, former un bon élément de diagnostic entre la phthisie pulmonaire et d'autres maladies qui lui ressemblent à s'y méprendre. C'est ainsi qu'elle peut nous servir à distinguer la phthisie granuleuse de la fièvre typhoïde. Elle est, en effet, rare et peu douloureuse dans cette dernière maladie, tandis qu'elle est fréquente, quinteuse, très-pénible dans la phthisie granuleuse. De plus, les crachats n'ont rien de particulier dansla fièvre typhoïde, ils sont ceux de la bronchite ; dans la phthisiegranuleuse, au contraire, ce sont des crachats abondants, presque toujours striés de sang et offrant une certaine viscosité.

Il est cependant certaines espèces de toux qui simulent si bien le début d'une tuberculisation pulmonaire que le diagnostic présente souvent de sérieuses difficultés. Herard et Cornil citent, dans leur *Traité de la Phthisie* l'observation d'un jeune homme qui présentait pour tout symptôme une toux opiniâtre datant de six mois, accompagnée d'un amaigrissement extraordinaire. L'examen attentif des poumons ne révélait aucun signe physique anormal. Le malade ayant appris qu'il avait rendu à plusieurs reprises des fragments de ver par l'anus, on eut l'idée de lui administrer un vermifuge, lequel fut suivi de l'expulsion d'un tænia. On pourrait citer bien d'autres faits de ce genre. Il n'est pas de médecins qui ne se soient trouvés en présence de ces toux nerveuses qui en ont souvent imposé pour une affection organique des poumons, alors surtout que la toux était accompagnée d'inappétence et d'amaigrissement, comme cela se voit assez fréquemment.

Que faut-il conclure de ce qui précède, sinon qu'au point de vue séméiologique la toux ne peut, non plus que les autres symptômes que l'on observe dans le cours de la phthisie pulmonaire, offrir aucun caractère pathogomonique. Ce symptôme ne tire sa valeur que de ces relations avec les données fournies par l'auscultation et la percussion, ou encore des caractères fournis par la marche de la maladie.

2° TOUX BRONCHIQUE.

La bronchite, chez les tuberculeux, reconnaît plusieurs origines possibles. Tantôt elle survient à la suite d'une laryngite tuberculeuse par continuité de tissu ; tantôt ce sont les ganglions bronchiques qui, en s'infiltrant de tubercules, causent par leur irritation l'inflammation de la muqueuse bronchique. Ce dernier cas, qui n'est pas des plus rares, se montre surtout chez les enfants. Cependant on peut dire que dans la grande majorité des cas, la bronchite tuberculeuse survient à la suite de l'apparition des tubercules pulmonaires qui font office d'épines irritantes sur le tissu bronchique.

La toux de la bronchite tuberculeuse débute le plus ordinairement par une sensation pénible de chatouillement le long du sternum; cette sensation initiale lui donne un caractère de sécheresse durant les premières semaines. Elle devient ensuite humide à la deuxième période de la bronchite dite période de coction ; alors le malade ressent avant de tousser un sentiment d'étouffement, de trop-plein dans les bronches ; de plus la toux amène à sa suite une expectoration de crachats épais, verdâtres, souvent striés de sang, contenant quelques parcelles blanchâtres, semiconcrètes. Au microscope on n'y constate pas de fragments de tissu pulmonaire.

Cette toux est plus ou moins fréquente, parfois quinteuse. C'est surtout dans les cas de bronchite liée à une adénopathie bronchique tuberculeuse que la toux est rauque, sèche survenant par quintes très-pénibles et parfois très-douloureuses. M. Daga la compare à l'aboiement d'un chien, M. Gueneau de Mussy à la toux de la coqueluche dont elle diffère en ce que la fin de la quinte ne s'accompagne pas de la reprise, du sifflement final et du rejet des matières filantes qui terminent la quinte de la coqueluche.

Elle provoque, par ses fréquents retours, plus souvent que la toux de la bronchite ordinaire, le rejet des matières contenues dans l'estomac; ce vomissement est surtout à craindre quand la toux survient pendant le travail de la digestion,

Un autre caractère de cette toux, c'est qu'elle occasionne une douleur qui, contrairement à ce qui existe dans la bronchite ordinaire ne siége pas vers les attaches du diaphragme, mais bien sous les clavicules, aux épaules ou dans l'espace interscapulaire.

La toux bronchique présente une autre particularité, c'est que, loin de tendre à la guérison, elle suit au contraire une marche généralement croissante. Cette persistance acquiert une réelle importance pour le diagnostic de la phthisie, lorsqu'à ce caractère viennent se joindre d'autres signes qui mettent sur la voie d'une bronchite spécifique. Ainsi, par exemple, si le malade atteint de bronchite est un sujet délicat, né de parents tuberculeux, si les râles humides siégent principalement au sommet des poumons siége habituel des tubercules, si ces râles deviennent de plus en plus rares à mesure qu'on approche de la base.

il y a tout lieu de craindre que sa bronchite ne soit liée à l'évolution d'une phthisie pulmonaire.

Tels sont les carctères de la toux bronchique ; on comprend bien qu'à eux seuls ils ne peuvent guère nous servir à affirmer l'existence d'une bronchite et qu'il est indispensable de recourir à d'autres éléments de diagnostic. Ici donc, pas plus que dans la phthisie laryngée ou pulmonaire, ce symptôme considéré en lui-même n'a, au point de vue de la tuberculose pulmonaire, qu'une importance très-secondaire.

3° Toux pleurétique.

La plèvre par son contact immédiat avec le tissu pulmonaire qu'elle recouvre, devait nécessairement se ressentir des altérations superficielles de ce parenchyme. Lorsqu'on ouvre, en effet, le thorax d'un individu mort de phthisie pulmonaire, il est bien rare de voir la plèvre du côté malade ne présenter aucune altération. Le plus souvent elle offre une épaisseur si considérable que le sommet d'un ou des deux poumons est comme coiffé d'une espèce de calotte épaisse, fibreuse, qui empêche la séparation des deux lames de la plèvre. Cela nous indique que la séreuse pulmonaire a été enflammée durant le cours de l'évolution des tubercules pulmonaires, soit que des granulations tuberculeuses se soient déposées à sa surface, soit que le tubercule en se rapprochant de la périphérie du poumon, ait produit, par contiguité de tissu une inflammation de la plèvre. La pleurésie tuberculeuse peut encore reconnaître une autre origine. En effet, il est des cas, rares il est vrai, où la pleurésie est la manifestation de la diathèse tuberculeuse, l'expression d'une phthisie commençante, et, ce qui vient à l'appui de cette opinion, c'est que l'autopsie de ces mnlades, emportés plus tard par une autre affection démontre l'intégrité de leur poumon. Dans ce dernier cas, on a affaire le plus souvent à une pleurésie latente. Stoll avait depuis longtemps signalé ce fait ; « Est « (pleuritis latens) sæpe chronica, non raro hæreditaria, « tum que in phthsisin terminanda. »

On admet généralement que la toux constitue un des symptômes de la pleurésie. Elle n'y est cependant pas constante. Andral, Stokes, Wintrik ont cité des cas nombreux de pleurésies où ils avaient constaté l'absence complète de la toux. Laënnec disait: « La toux dans la pleurésie aiguë est ordinairement rare, sèche et peu forte ; quelquefois même il n'y en pas du tout. »

Nos illustres prédécesseurs avaient donc très-bien constaté ce fait, mais sans y attacher plus d'importance. Or, nous verrons tout à l'heure combien est grande la valeur séméiologique de ce symptôme dans la pleurésie.

Quels sont donc les caractères qui appartiennent à la toux pleurétique ? La toux pleurétique n'est que l'expression de l'irritation de la séreuse pulmonaire. C'est une toux dite *irritative* qui présente la plus grande analogie avec la toux laryngée. Elle est plus fréquente dans les cas de pleurésie non accompagnée d'épanchement, ou lorsque celui-ci est franchement inflammatoire. Elle se montre à de rares intervalles ; le plus souvent sèche, elle peut cependant être suivie d'expectoration, mais dans ce cas celle-ci est simplement catarrhale. La toux est petite, comme avortée, contenue, dit Gueneau de Mussy, et n'a jamais lieu par quintes comme la toux qui s'observe dans la tuberculisation naissante du poumon. Andral dit qu'elle a dans son rhythme quelque chose de spécial et presque de caractéristique.

Cette toux est rarement pénible. Cependant au début, certains malades en sont vivement affectés; ils essayent d'y résister : ils n'osent pas tousser à cause du point de côté qui augmente d'intensité à chaque expiration convulsive. Aussi en est-il qui, pour s'y soustraire, se condamnent spontanément à l'immobilité.

La toux pleurétique présente une particularité qui, on peut le dire, n'appartient pour ainsi dire qu'à la pleurésie, ainsi, on voit souvent des pleurétiques qui par le seul fait d'un changement brusque de position sont pris d'une toux sèche, parfois quinteuse. Chez certains d'entre eux, ce singulier phénomène se produit chaque fois qu'ils s'asseyent dans leur lit. M. Peter a tiré de ce fait une conséquence digne de remarque, car il a pu, en se basant sur ce seul signe, reconnaître des pleurésies qui étaient restées inaperçues, et séance tenante, dit-il, l'examen physique des organes venait confirmer son diagnostic.

Nous avons vu plus haut que la toux pleurétique était plus fréquente dans les cas de pleurésie sèche. Effectivement M. Peter a remarqué avec une grande justesse d'observation qu'elle se manifestait en raison inverse de l'épanchement, si bien, dit-il, qu'on cesse de l'entendre lorsque l'épanchement a acquis des proportions trop considérables. La physiologie pathologique nous en donnera plus loin les raisons. Ces diverses considérations ont conduit M. Peter à formuler cette loi à savoir « qu'une toux sèche et quinteuse provoquée par le brusque déplacement du malade, est le signe excellent d'une pleurésie avec exsudat peu abondant » (1).

Il est enfin une autre circonstance dans laquelle nous voyons la toux se produire. Tout le monde sait que, dans l'opération de la thoracentèse, le malade peut être pris tout à coup d'une toux quinteuse des plus pénibles au moment où la plus grande partie du liquide a été évacué. Ce fait bien qu'ayant un intérêt purement rétrospectif en clinique n'en

(1) Peter. Leçons de clinique médicale, t. I, p. 541.

est cependant pas moins curieux à examiner, au point de vue de son mécanisme qui nous arrêtera plus loin.

Ainsi donc, il semble d'après ce qui précède, que la toux pleurétique, contrairement aux deux autres variétés dont j'ai parlé, ait par elle-même une importance assez grande au point de vue du diagnostic de la pleurésie. D'ailleurs la description que j'en ai donnée repose sur des faits cliniques indéniables dont il est aujourd'hui possible, comme nous le verrons, de donner une explication physiologique rationnelle.

CHAPITRE II.

Physiologie pathologique.

TOUX LARYNGÉE.

La muqueuse du larynx est animée par le rameau interne du nerf laryngé supérieur, branche du pneumogastrique. C'est à ce nerf qu'elle emprunte l'exquise sensibilité que nous lui connaissons, laquelle se manifeste par de violentes secousses de toux sous l'influence de la plus légère excitation. Les différentes fonctions du larynx étant sous la dépendance du système nerveux, c'est dans le système nerveux et dans l'expérimentation que l'on doit rechercher la cause et le mécanisme des symptômes qui sont liés aux maladies de cet organe. Examinons-donc, quels sont les services que la physiologie expérimentale a rendus à l'étude de la toux.

Le premier auteur qui ait étudié expérimentalement la sensibilité du larynx est sans conteste M. Krishaber. Voici ce que nous trouvons à ce sujet dans l'article *Larynx* de MM. Krishaber et Peter, *Dictionnaire encyclopédique des sciences médicales*, série 11 vol. 1, p. 677 ;

« Quand on cautérise, avec une substance liquide corrosive, quelque peu concentrée, la muqueuse du larynx, ou bien, quand on la touche avec une substance solide, qui en modifie instantanément la surface, comme, par exemple, le nitrate d'argent en nature, on provoque l'occlusion convulsive du larynx, qui se manifeste par plusieurs mouvements successifs d'*inspiration* bruyante et pénible ; les mouvements d'*expiration* restent, au contraire, calmes et profonds. La muqueuse du larynx est douloureuse pendant quelques heures ou quelques minutes, suivant l'intensité de la substance employée, *mais il ne survient pas de toux*.

« Si, au lieu de corroder la muqueuse du larynx, on y porte, au contraire, une simple goutte d'eau (avec le petit porte-éponge laryngé) en imitant ainsi, ce qui arrive si fréquemment, lorsqu'on avale de travers, il survient encore un mouvement convulsif des muscles de la glotte comme dans le cas précité, mais le phénomène provoqué est très-différent, on note maintenant une toux violente, bruyante, brutale, résultat de la contraction de tous les muscles expirateurs sollicités par action réflexe. »

D'après ces expériences, on a judicieusement conclu à deux ordres de sensibilité pour la muqueuse laryngée : 1° une *sensibilité spéciale* que l'on excite par une irritation légère et qui donne lieu à un phénomène réflexe, la toux lorsque la périphérie des nerfs laryngés supérieurs n'est pas détruite, — 2° une *sensibilité commune* ou *générale* provoquée par des attouchements corrosifs et douloureux et qui se manifeste par le spasme de la glotte, c'est-à-dire par l'occlusion tonique *sans toux*.

Ces expériences sont en outre intéressantes en ce sens qu'elles éclairent vivement ce point, en apparence contradictoire, que la toux n'est jamais plus fréquente que dans les maladies du larynx qui ne produisent qu'une altération superficielle de la muqueuse, tandis que dans les lésions graves et profondes de cet organe ce symptôme est des plus rares.

La clinique vient en tous points corroborer les résultats acquis par la physiologie expérimentale. On sait en effet que dans la phthisie laryngée la toux est très-fréquente au début alors que l'hyperémie de la muqueuse vient continuellement titiller les ramuscules nerveux sensibles, tandis que plus tard, elle ne se montre qu'à de rares intervalles à cause de l'ulcération qui a détruit la muqueuse et avec elle les expansions terminales des nerfs laryngés supérieurs. Ne voyons-nous pas d'ailleurs chez les tuberculeux les aliments pénétrer quelquefois vers la fin de la maladie à travers le larynx et la trachée dans une caverne pulmonaire sans que le malade ressente ni douleur ni toux.

Il nous faut maintenant éclaircir à un autre point de vue l'étude de la sensibilité du larynx à l'état normal. Demandons-nous quels sont les points de la muqueuse laryngée que les expérimentateurs ont assignés comme étant le plus sensibles. Voyons si les résultats auxquels ils sont parvenus concordent avec les faits fournis par l'observation pathologique.

Ce sont surtout les auteurs allemands qui ont le plus contribué à élucider cette question, entre autres Kremer, Blumberg, Nothnagel et tout récemment Kohts.

Voici d'abord les résultats qu'a fait connaître Nothnagel : (1).

Après avoir ouvert sur un chat la membrane hyo-thyroïdienne et enlevé une portion du cartilage thyroïde au-dessus des cordes vocales, il provoque au moyen d'un stylet mousse l'irritation de la muqueuse du larynx. Lorsque le stylet mousse passait au-dessus des cordes vocales vraies et sur la face supérieure de celles-ci, l'irritation ne déterminait pas la toux. Lorsque l'irritation portait sur les parties sous-jacentes ou même entre les cordes vocales, il provoquait une toux très-énergique.

De son côté, Kohts, en procédant, comme pour un examen laryngoscopique, s'est assuré que la toux ne se montrait jamais chaque fois qu'il irritait la fosse sus-glottique

(1) Nothnagel. Gazette hebdomadaire, 1868, p. 813.

et les bords libres des cordes vocales : si, au contraire, il venait à irriter la muqueuse interaryténoïdienne et les replis glosso-épiglottiques ou ary-épiglottiques , la toux se montrait invariablement légère ou quinteuse selon les degrés de l'excitation.

Au-dessous, l'irritation détermine encore la toux , mais une toux moins violente. Kohts a remarqué de plus, qu'en irritant le pharynx et le bord libre du voile du palais, il pouvait provoquer la toux. Nous verrons plus loin à quelles indications thérapeutiques peut nous conduire la connaissance de ce fait physiologique.

La sensibilité du larynx est aussi très-manifeste à la face postérieure de l'épiglotte, ce qui rend si difficile l'emploi d'instruments destinés à relever cet opercule trop incliné en arrière.

Ainsi donc, ces expériences nous montrent que les points du larynx où les excitations mécaniques sont suivies de résultat sont, par ordre de fréquence décroissante: la muqueuse interaryténoïdienne, les replis glosso et ary-épiglottiques, la face postérieure de l'épiglotte et le dessous des cordes vocales...

Point de résultats dans les cas d'irritation de la fosse sus-glottique des cordes vocales pour Nothnagel, de leur bord libre seulement pour Kohts.

L'anatomie pathologique paraît confirmer les résultats acquis par la physiologie expérimentale. Effectivement le siége de la tuberculose laryngée est dans la grande majorité des cas cet endroit de la muqueuse qui couvre le muscle aryténoïdien et les cartilages du même nom ; c'est là que se trouvent à peu près constamment les granulations tuberculeuses et plus tard ces ulcères à bords bourgeonnants et tuméfiés. Les parties sus-glottiques ne présentent souvent aucune altération ; cependant il n'est pas rare de voir l'épiglotte rouge et ulcérée sur sa face postérieure.

Maintenant que nous connaissons le point de départ de l'irritation qui provoque la toux, il nous faut rappeler les expériences qui ont servi à démontrer que le nerf qui préside à cet acte réflexe est le laryngé supérieur, le seul nerf sensitif qui anime la muqueuse du larynx.

Il résulte des expériences de Krimer, Romberg, Longet et plus récemment de Kohts, que la sensibilité du larynx est éteinte après la section de la branche laryngée supérieure, pratiquée au-dessus des cartilages thyroïdes, lieu où ils penètrent dans la cavité de l'organe.

En effet, après l'opération, l'irritation directe des replis glosso ou ary-épiglottiques n'a plus pour effet de produire le phénomène de la toux. Mais celle-ci est provoquée lorsque l'on vient à exciter directement les fibres centripètes du laryngé supérieur ou bien lorsqu'on exerce des tiraillements sur le tronc du nerf pneumogastrique. Cependant Nothnagel a repris ces expériences et a pu constater le contraire. Ces faits contradictoires n'ont rien qui doive nous étonner, car la physiologie nous apprend que l'on parvient bien plus facilement à provoquer un phénomène réflexe en irritant la périphérie des nerfs que les troncs nerveux eux-mêmes.

De son côté, Rosenthal a établi, par ses remarquables expériences, que l'excitation centripète du rameau interne du nerf laryngé supérieur était suivie d'un relâchement du diaphragme, d'occlusion de la glotte et de *violentes secousses de toux.*

Ce qui ressort comme réellement acquis de ces expériences, c'est que l'irritation qui détermine la toux laryngée se transmet à la moelle allongée par l'intermédiaire du laryngé supérieur; de sorte qu'on peut dire avec Rosenthal, que le nerf laryngé supérieur est le nerf de la toux dans les affections du larynx. D'ailleurs les observations ne manquent pas de tumeurs ganglionnaires du cou causant un toux rauque, parfois même coqueluchoïde, et cela par la compression qu'elles exercent sur le tronc du nerf vague.

Nous avons vu dans la partie séméiologique de notre travail, que la manifestation extérieure de la toux était souvent précédée d'un phénomène singulier qu'on a appelé la sensation du besoin de respirer. C'est très-souvent, nous l'avons dit, un sentiment de chatouillement, de prurit perçu à la partie supérieure du larynx ou même derrière le sternum. Ce phénomène peut être attribué à la congestion de la muqueuse pharyngienne qui complique souvent la phthisie laryngée. Mais comme cette complication n'est pas constante, force est bien de recourir à une autre interprétation. La seule qui soit admissible est assurément celle émise par M. Gueneau de Mussy.

Cet auteur n'y voit qu'un simple phénomène de sensibililité réflexe qu'il attribue à la présence du plexus pharyngien. Ce plexus, situé sur les côtés du pharynx est constitué par les branches pharyngiennes du pneumogastrique auxquelles s'unissent d'autres rameaux partis des nerfs glosso-pharyngiens, spinal et grand sympathique. Ces nerfs jouant, dans la physiologie de la respiration, un rôle que je n'ai pas à rappeler ici, on voit qu'il y a là, comme dit M. Gueneau de Mussy « un appareil de coordination, réunissant dans une action synergique les principaux éléments du système nerveux respiratoire, action déjà harmonisée par les origines en grande partie commune de ces nerfs sur une même région de la moelle allongée (1). »

M. Gueneau de Mussy compare cette sensation qui

(1) Noël Gueneau de Mussy. Clin. médicale, t. I, p. 616.

précède la toux à ces sensations qui se développent loin du foyer morbide, comme la douleur d'épaule dans la pleurésie diaphragmatique, la douleur du genou dans la coxalgie.

Telle est, appuyée sur l'expérimentation physiologique, l'explication du mécanisme de la toux d'origine laryngée; ce n'est, en définitive, qu'un phénomène réflexe dont le point de départ se trouve dans la muqueuse laryngée, dont le point d'arrivée où s'élabore l'impression morbide périphérique est au centre d'innervation des muscles respirateurs et dont le fil conducteur, qui relie ces deux points extrêmes est représenté par le nerf laryngé supérieur.

Quant à la toux d'origine pulmonaire, les expériences physiologiques qui ont été entreprises dans le but de mieux faire connaître la pathogénie, n'ont pas abouti à des résultats concluants. A l'état normal, l'excitation des poumons ne semble pas donner lieu à des accès de toux. En effet, Nothnagel a plusieurs fois irrité les poumons au moyen de piqûres, sans produire une seule fois de la toux. Cependant, après cette expérience, cet auteur ne se croit pas en droit de conclure à l'égard de la sensibilité des alvéoles. Quoi qu'il en soit, le phénomène toux n'en existe pas moins dans la phthisie tuberculeuse et si son véritable mécanisme n'a pas encore été bien élucidé, il est probable qu'ici comme dans la précédente, ce phénomène s'accomplit par action réflexe et que son siége doit être placé dans le nerf de la huitième paire.

2° Toux bronchique.

Les expériences entreprises par Nothnagel, dans le but de mettre en évidence la sensibilité de la muqueuse des bronches, nous ont appris que celle-ci réagit aux excitations mécaniques avec moins d'énergie que la muqueuse du larynx.

Voici comment ce physiologiste procède pour aller irriter expérimentalement la muqueuse bronchique :

Il pratique une ouverture à la paroi thoracique en réséquant des petites portions de deux côtes ; il attire ensuite le poumon au dehors et le fixe à l'aide de deux sutures aux bords de la plaie ; il coupe alors la portion du poumon qui fait saillie et met ainsi à jour les orifices de petits rameaux bronchiques. Il introduit par ces ouvertures un corps irritant qui a pour effet de produire de la toux, mais une toux qui, comme nous l'avons dit, est moins violente que celle que l'on provoque en irritant la muqueuse laryngée.

Ainsi donc, la muqueuse bronchique est sensible. Le nerf qui lui communique sa sensibilité spéciale est le tronc mixte du nerf vague ou pneumogastrique. Celui-ci, arrivé au thorax, fournit des filets bronchiques qui, d'après les recherches de M. Sappy, suivent jusqu'à leur extrémité terminale les divisions de l'arbre aérifère.

Ce nerf étant le seul qui anime les bronches, il est naturel de penser que c'est lui qui préside aux phénomènes réflexes au moyen desquels leur muqueuse réagit contre toute espèce d'excitations. Lorsqu'un corps étranger, si minime qu'il soit, se mêle à l'air que nous respirons et vient irriter la muqueuse bronchique, aussitôt les muscles extérieurs et intérieurs de l'appareil de la respiration entrent en convulsion pour chercher à l'expulser.

L'action des muscles externes est alors aussi évidente que possible ; mais celle des muscles intérieurs, c'est-à-dire des muscles de Reisseissen a été constatée expérimentalement par M. Longet. Cet éminent physiologiste a, en effet, soumis chez le bœuf et le cheval le tronc du nerf pneumogastrique et les filets bronchiques qu'il fournit dans la cavité thoracique, à l'influence immédiate des irritations mécaniques et galvaniques; il a pu parfaitement constater *de visu* les contractions musculaires jusque dans les dernières ramifications bronchiques. Il est vrai que Winbrich n'est pas arrivé aux mêmes résultats que Longet. Le physiologiste allemand, qui a appliqué le manomètre à cette étude, dit que « le manomètre ne subit aucune oscillation susceptible d'être rapportée à la tonicité vitale des bronches. » Comme il est probable qu'en physiologie expérimentale, l'inconstance des phénomènes tient surtout à ce qu'on ne se place pas toujours dans des conditions identiques, on peut logiquement admettre que les résultats contradictoires des deux physiologistes précédents tiennent à ce que Winbrich excitait directement le tissu bronchique, tandis que Longet agissait sur le nerf des bronches.

Nous venons donc de voir que les filets bronchiques du nerf vague étaient destinés à donner la sensibilité à la muqueuse et la contractilité au muscle sous-jacent à cette muqueuse; ce qui le prouve encore une fois de plus, ce sont les sections des nerfs pneumogastriques au niveau de la partie moyenne du cou qui ont pour effet : 1° de supprimer complètement la sensibilité de la muqueuse bronchique si bien qu'on peut la toucher, la cautériser même sans que l'animal en ait conscience; 2° d'abolir la contractilité du muscle de Reisseissen.

D'après ce qui précède, il est donc de toute évidence que c'est à l'irritation des rameaux bronchiques du nerf de la huitième paire, que doit être imputée la toux de la bronchite tuberculeuse. Au début de cette dernière affection, la cause provocatrice de ce symptôme est uniquement l'hyperémie et le gonflement de la muqueuse. Sous l'influence de cette altération anatomique, la muqueuse est plus facilement impressionnée par l'air atmosphérique, son excitant naturel, et manifeste par de la toux, son irritabilité anormale. Lorsqu'à cette première période d'hyperémie et de turgescence succède la phase sécrétoire, la toux, en même temps qu'elle change de caractère, reconnaît une tout autre origine. Elle est alors le produit de l'irritation causée par les crachats et l'on conçoit facilement que la toux sera d'autant plus pénible que les crachats seront plus adhérents et par suite plus difficiles à évacuer. Nous prévoyons déjà que, dans ces cas, l'indication principale à tirer, au point de vue de la thérapeutique, sera de faire expectorer ces produits visqueux de la sécrétion.

Dans les cas de tuberculisation des ganglions bronchiques (phthisie bronchique), qui constitue parfois, surtout chez les enfants, la forme prédominante de la diathèse tuberculeuse, nous savons qu'il existe une toux particulière que M. Guenau de Mussy a appelé toux coqueluchoïde. Celle-ci est alors provoquée par la compression que ces ganglions tuméfiés exercent sur le nerf vague, et cette opinion est surabondamment justifiée par ce fait qu'on a trouvé vingt-six fois les nerfs vagues englobés dans les tumeurs ganglionnaires ou désorganisés par compression. Cette irritation morbide du nerf vague explique encore un autre phénomène de même nature, le vomissement qui constitue quelquefois, mais plus rarement, le symptôme le plus pénible et le plus saillant de la phthisie bronchique.

3° Toux pleurétique.

Puisqu'il est généralement admis que la toux constitue un des symptômes possibles de la pleurésie, il était naturel de penser que l'irritation expérimentale de la séreuse pulmonaire dût provoquer la toux. Cependant nous verrons qu'entre les mains de certains physiologistes, cette expérience a donné des résultats négatifs.

Effectivement Green, Blumberg, Nothnagel ont excité directement la plèvre sans pouvoir produire la toux. Cela paraît étonnant au premier abord, mais il est vraisemblable que la nature même des irritants employés est cause de ces résultats. Les procédés d'expérimentation, par cela même qu'ils modifient souvent les conditions qui engendrent la maladie, tendent à un but contraire à celui que l'on aurait pu supposer *à priori*.

Cependant Nothnagel, tout en admettant l'innocuité de excitations expérimentales de la plèvre, ne peut pas contester qu'il n'y ait pas de toux dans la pleurésie. Aussi, désireux de donner une interprétation de ce phénomène, et oubliant ce précepte de Cl. Bernard que « l'observation médicale doit rester comme la base constante et le terrain commun de toutes les études et de toutes les explications » (1). Nothnagel admet-il que, dans tous les cas de pleurésie, il existe une bronchite concomitante et que cette dernière maladie peut à elle seule expliquer la toux. Je sais bien que la bronchite coexiste souvent avec la pleurésie, mais il existe aussi bien des cas où cette complication n'existe pas et où cependant le pleurétique tousse. La conclusion qui en découle, c'est que la toux pleurétique reconnaît une autre origine que l'irritabilité de la muqueuse bronchique.

Les expériences de Kohts lui ont donné des résultats contraires à ceux auxquels est arrivé Nothnagel. Il s'est servi pour irriter la plèvre d'applications de glace, de badigeonnage de teinture d'iode, et par ces divers procédés il s'est assuré que l'iritation de la plèvre costale provoquait

(1) Cl. Bernard. Introduction à l'étude de la médec. expériment., p. 349.

la toux, tandis qu'il pouvait impunément irriter la plèvre pulmonaire.

D'un autre côté, alors qu'il pratiquait la thoracentèse avec un trocart à hydrocèle, M. Lereboulet, professeur agrégé au Val-de-Grâce, a remarqué qu'il pouvait imprimer des mouvements au trocart et que le poumon venait butter à plusieurs reprises contre l'extrémité de l'instrument, sans que l'irritation ainsi déterminée ait causé la toux.

Ces expériences ne confirment nullement ce que l'on observe à l'état pathologique, parce que, comme nous l'avons déjà dit, ces procédés d'expérimentation modifient singulièrement la qualité des excitations pleurales. Le degré de sensibilité de la plèvre est amplement démontré par ce qui se passe dans les cas de pneumothorax où il survient une ouverture accidentelle de la plèvre qui amène dans l'intérieur de sa cavité un épanchement d'air ou de corps étrangers irritants, tel que pus, sang, etc. On sait qu'au moment de la perforation de la plèvre, les malades éprouvent une douleur poignante et intolérable dans l'un des points de la poitrine; il leur semble que quelque chose se déchire ou éclate dans leur poitrine, Cette douleur est accompagnée d'une toux qui est des plus pénibles.

Il est donc établi, sinon expérimentalement, du moins par l'observation clinique, que la plèvre réagit par les efforts de toux contre les irritations pathologiques.

Par quel mécanisme se fait ce symptôme de la pleurésie? C'est ce qui nous reste à examiner.

La véritable explication physiologique qui ait été donnée de la toux pleurétique appartient à M. Peter. Ce savant clinicien a émis, dans sa *Clinique médicale*, une théorie des plus ingénieuses qui a cet immense avantage de pouvoir rendre compte des conditions essentielles à l'existence de ce symptôme dans les inflammations de la plèvre, et de quelques procédés à l'aide desquels on peut en provoquer la manifestation. Résumons en quelques mots ce que nous avons dit plus haut à ce sujet; il nous sera ainsi plus facile d'en faire la physiologie pathologique.

Nous avons vu que la toux pleurétique était le plus souvent sèche; que le changement de position du malade pouvait la faire naître; dans certains cas même, elle survient à la suite de la percussion du thorax, mais ce dernier signe n'est pas très-important puisqu'il se retrouve dans beaucoup d'affections pulmonaires, — qu'elle allait en diminuant à mesure que l'épanchement progresse; — enfin qu'elle apparaissait quelquefois dans le courant de la thoracentèse. Voilà les faits cliniques. Voyons maintenant comment on peut les expliquer.

Partant de ce principe, que toutes les affections du larynx, de la trachée-artère et des bronches produisent la toux, et que dans toute l'étendue des voies aériennes on trouve le pneumogastique comme nerf sensitif; M. Peter en conclut que c'est ce nerf qui transmet au centre nerveux l'excitation de ces muqueuses et qui produit par action réflexe le phénomène toux. Nous avons cité plus haut les expériences qui prouvent que cette explication est en effet la seule admissible. Ceci étant connu, M. Peter pense que, dans la pleurésie, l'irritation inflammatoire se transmet au nerf pneumogastrique, et se croit par conséquent autorisé à formuler son opinion, ainsi qu'il suit : « C'est par excitation des filets terminaux du nerf vague que le pleurétique tousse; et cette excitation a lieu par transmission de l'inflammation, de la plèvre viscérale aux couches corticales adjacentes du poumon, et, par suite, aux ramuscules bronchiques contigus, lesquels sont animés par le nerf vague. »

L'explication de la toux pleurétique se trouve tout entière contenue dans cette phrase. Ici, comme dans l'inflammation de la surface interne des voies respiratoires, la toux est un phénomène réflexe due à l'excitation des branches du nerf vague. C'est ce qui établit une analogie entre la toux pleurétique et les autres formes de toux que nous avons étudiées ci-dessus. Mais une différence capitale la distingue de ces autres formes. Effectivement, la cause première de l'acte réflexe qui constitue la toux étant due, dans l'inflammation des voies aériennes, à la présence des crachats, nous avons comme conséquence une toux avec expectoration de quelque nature qu'elle soit. Dans la pleurésie, au contraire, la cause provocatrice de la toux est due à l'exsudat pleural qui, lui, ne peut pas être évacué; de là une toux sans expectoration, la toux sèche de la pleurésie.

Dans le cours de la pleurésie, il s'établit habituellement une tolérance entre le liquide sécrété et les filets nerveux situés à la périphérie du parenchyme pulmonaire, ce qui rend jusqu'à un certain point innocente l'action de l'exsudat pleural. D'ailleurs la présence de fausses membranes à la surface de la plèvre suffirait à elle seule pour expliquer cette tolérance. Mais celle-ci n'existe que dans les points enflammés de la plèvre, et à côté de ces points il en est d'autres qui n'ont pas été atteints par l'inflammation et qui, par conséquent, peuvent à chaque instant être irrités par le liquide lorsque celui-ci vient à être déplacé sous n'importe quelle influence. Cette irritation accidentelle fait naître la toux par le mécanisme que j'ai indiqué. C'est là la raison de cette particularité digne de remarque que nous offre la toux pleurétique, celle d'être provoquée par les mouvements brusques du malade, ces mouvements ayant pour effet le déplacement d'une certaine quantité de liquide.

Cependant si l'épanchement prend des proportions considérables de façon à remplir la presque totalité de la cavité pleurale, il s'ensuivra que, tous les points de la périphérie du poumon se trouvant en contact avec le liquide, il s'établira entre ce dernier et les expansions terminales du nerf pneumogastrique une tolérance telle que la plèvre aura perdu, pour ainsi dire, sa sensibilité physiologique. Dès lors, il n'y aura plus de points de la plèvre susceptibles d'être excités, et à son irritabilité anormale du début succèdera une innocuité à l'excitation pathologique. Ceci nous explique l'absence ordinaire de la toux au cas d'épanchement abondant de la plèvre.

Quant aux quintes de toux qui surviennent après l'opération de la thoracentèse, il est vraisemblable qu'elles sont dues à l'introduction de l'air dans un poumon qui est d'autant plus irritable qu'il est resté plus longtemps sans respirer.

CHAPITRE II.

Indications thérapeutiques.

1° TOUX LARYNGÉE.

Nous diviserons ce que nous avons à dire sur le traitement de la toux dans la phthisie laryngée en trois parties : dans la première, nous parlerons du traitement local ; dans la deuxième, du traitement général ; enfin, comme complément de ces moyens thérapeutiques, nous dirons quelques mots des moyens hygiéniques :

1° *Traitement local.* Il peut être subdivisé en deux principales classes : 1° les révulsifs cutanés ; 2° les applications topiques.

1° *Révulsifs cutanés.*

La toux de la phthisie laryngée peut être avantageusement traitée au moyen de la méthode révulsive appliquée sur le devant du cou. Le nerf pneumogastrique jouant dans le phénomène de la toux un rôle prépondérant, puisque nous avons admis que c'est son excitabilité anormale qui en provoque la manifestation, il est vraisemblable que ce mode de traitement a pour but de modifier l'irritabilité de de ce nerf mise en jeu par l'affection laryngée, et, par suite, de pallier, sinon de faire disparaître complètement ce symptôme si pénible et si fatiguant pour les malades. Mentionnons quelques-uns des révulsifs employés.

Les badigeonnages du cou avec le laudanum sont très-utiles pour empêcher l'irritation du nerf vague de se transmettre au centre nerveux. Trousseau employait souvent ce moyen, qui lui a donné d'assez bons résultats.

Les badigeonnages avec la teinture d'iode réussissent aussi à calmer la toux ; ce moyen doit être répété plusieurs jours de suite.

On se trouve aussi très-bien des frictions faites sur le cou avec l'huile de croton tiglium, ou bien encore avec la pommade stibiée (tartre stibié 4 gr., axonge 12 gr.). On fait ces frictions matin et soir, on ne doit les cesser que quand les boutons qu'elles doivent faire venir sont bien développés.

Si ces moyens ne procurent pas aux malades qui toussent de soulagement bien marqué, on peut alors appliquer sur les bords du larynx ou bien dans l'intervalle qui sépare les attaches inférieures du sterno-cleido-mastoïdien, de petits vésicatoires volants avec de l'ammoniaque et y mettre aussitôt un ou deux centigrammes de sulfate de morphine. On peut également prescrire des injections hypodermiques de sulfate de morphine, 2 centigrammes pour dix gouttes d'eau.

Tels sont les principaux révulsifs le plus généralement usités ; ce sont ceux qui réussissent le mieux à calmer des toux quelquefois rebelles. Nous ferons cependant observer à cet égard que ces méthodes de traitement, qui réussissent très-bien chez certains malades, sont sans effet chez d'autres, et que cela tient à des modifications de l'organisme dont la nature et l'essence nous sont complètement inconnues. Aussi convient-il dans ce cas de recourir à d'autres procédés thérapeutiques qui consistent à agir directement et localement sur l'organe malade, c'est-à-dire à la médication topique.

2° *Médication topique.*

Nous avons parlé, à propos de la physiologie pathologique, de ce prurit qui précède souvent la toux et que nous avons rapporté à la présence du plexus pharyngien. Dans bien des cas, cette sensation peut à elle seule faire naître ce symptôme, aussi importe-t-il de la diminuer autant que possible. On y parvient quelquefois en touchant le fond du pharynx avec un pinceau trempé dans la teinture d'opium, la teinture d'iode ou bien encore dans l'ammoniaque. Les applications pharyngées de laudanum remplissent aussi cette indication.

On a plusieurs fois observé des malades qui, par l'ingestion d'eau glacée, ont vu leur toux cesser comme par enchantement. Ce moyen, qui forme une sorte d'hydrothérapie locale est bon à connaître et à mettre en pratique.

M. Gueneau de Mussy a imaginé un procédé très-ingénieux de cure de la toux, au moyen duquel il a réussi à calmer ce symptôme qui avait résisté à tous les autres moyens. S'appuyant sur ce fait d'observation que les priseurs ont habituellement la muqueuse du pharynx saupoudrée de grains de tabac, ce clinicien eut l'idée de faire aspirer par le nez des poudres béchiques qui iraient agir localement sur le plexus pharyngien pour en affaiblir l'irritabilité. Voici la formule qu'il préconise :

Poudre de gomme arabique	11 gr.
Poudre de racine de belladone	1 gr.
Chlorhydrate de morphine.	5 à 10 cent.

Il recommande d'aspirer une pincée de cette poudre au moment où se fait sentir le prurit laryngé, ou bien au moment de se coucher pour procurer du sommeil.

Lorsque la toux est entretenue par la sécheresse de l'arrière-gorge, il convient d'administrer des tisanes mucilagineuses, des pâtes pectorales, béchiques, dans le but de lubréfier la muqueuse du pharynx, soit directement, soit au moyen de la salive dont la sécrétion se trouve ainsi exagérée. Herard et Cornil badigeonnent le fond de la gorge avec un pinceau imbibé de glycérine anglaise, mélangée avec la teinture d'iode (glycérine anglaise 10 gr., teinture d'iode 1 gr.).

Voilà ce que peut la médication topique appliquée au pharynx dans le but de combattre un des éléments générateurs de la toux, le prurit ou la sécheresse de la partie supérieure du larynx.

Nous devons maintenant, en agissant directement sur le larynx, essayer de diminuer l'irritabilité de la muqueuse de cet organe. Nous aurons ainsi fait disparaître le principal élément provocateur de la toux.

On peut classer sous trois chefs les divers moyens à l'aide desquels on peut faire pénétrer dans la cavité du larynx des substances médicamenteuses :

1° Pulvérisation de solution et inhalation de vapeurs chaudes ;

2° Insufflation de poudres ;

3° Applications locales au moyen d'instruments de substances ayant pour but de cautériser la partie malade.

Les deux premiers procédés suffisent au début de la maladie, alors que l'inflammation est légère et superficielle, tandis que le dernier est presque exclusivement réservé aux ulcérations laryngées.

1° *Pulvérisation et inhalation.* — Les substances pulvérisées que l'on emploie le plus souvent sont les diverses solutions astringentes, telles que tannin, alun, etc. L'acide phénique, le permanganate de potasse au millième peuvent également être employés sous cette forme.

Les inhalations d'eaux minérales pulvérisées, convenablement pratiquées, sont d'une grande ressource dans le traitement de la toux. C'est surtout des eaux minérales sulfurées dont on doït faire usage, comme cela se pratique largement dans les diverses stations thermales.

L'inhalation de vapeurs chaudes réussit dans bien des cas à calmer la toux, surtout lorsque celle-ci est sèche et quinteuse. On fait évaporer des infusions bouillantes de plantes narcotiques dans la chambre des malades; ceux-ci doivent aspirer ces vapeurs pendant quelques minutes plusieurs fois par jour.

Une autre médication qui a une certaine analogie avec cette dernière, c'est l'aspiration de cigarettes arsenicales dans les moments de la journée où la toux se montre fréquente et pénible. C'est surtout contre la toux sèche, contre celle qui est accompagnée de spasme de la glotte et de suffocation, que ces cigarettes constituent un sûr moyen et d'un usage facile et agréable. Il en est de même des cigarettes faites avec le datura stramonium. On en fume une ou plusieurs par jour, suivant le besoin, de manière à absorber autant que possible la vapeur qui s'en émane. Une cigarette absorbe environ 0,20 centigr. de datura que l'on peut brûler, si l'on préfère, au moyen d'une pipe.

Les vapeurs de goudron et d'acide phénique, répandues dans la chambre des malades ou dans les salles d'un hôpital, ont été également employées avec de réels avantages.

2° *Insufflation de poudres.* — Les substances ainsi employées sont presque toutes astringentes ou caustiques, aussi a-t-on soin de les mitiger par une poudre inerte, de la poudre de sucre, par exemple. On se sert le plus souvent du nitrate d'argent additionné de sucre (1 gr. pour 30 gr. de sucre), de sulfate de cuivre et de sulfate de zinc (1 gr. pour 30 gr.), de sel marin finement pulvérisé. Les autres astringents (tannin, cachou, etc.) rendent aussi de bons services.

L'insufflation se fait au moyen d'un tube creux muni à son extrémité inférieure d'une boule de caoutchouc ; on dépose dans le tube la substance à insuffler ; il suffit alors d'introduire le tube au fond de la bouche après avoir abaissé la langue, et de presser le caoutchouc pour que la poudre aille atteindre la partie malade. On est ordinairement averti que la poudre est parvenue dans le larynx par de violents accès de toux.

3° *Applications locales.* — Contre la toux entretenue par les altérations laryngées étendues et profondes, la médication topique doit être plus énergique. Le médecin doit alors appliquer directement sur le larynx des médicaments qui, en modifiant profondément la surface des ulcérations diminuent l'irritabilité de la muqueuse.

Les instillations liquides, le plus souvent astringentes, remplissent très-bien cette indication. D'un autre côté, ce procédé peut remplacer avantageusement les insufflations de poudres, lorsque ces insufflations sont, comme cela se montre chez certains sujets très-excitables, rendues impraticables par la douleur qu'elles occasionnent.

Les deux médicaments le plus employés sous cette forme sont le nitrate d'argent en solution et la teinture d'iode. Lorsque les ulcérations sont superficielles, le nitrate d'argent doit être au 15e, au 12e. Mais si les ulcérations gagnent en profondeur, on peut, sans aucun inconvénient, employer parties égales d'eau et de nitrate d'argent.

Quant à la teinture d'iode, voici la formule préconisée par MM. Peter et Krishaber :

Eau distillée	18	grammes.
Iodure de potassium . . .	3	—
Iode	1	—

On se sert pour cette petite opération d'un pinceau ou d'une éponge fixée à l'extrémité d'une tige en baleine que l'on trempe dans la solution médicamenteuse. On répète l'opération tous les deux ou trois jours jusqu'à ce que la toux se soit amendée ou jusqu'à l'instant d'une aggravation de ce symptôme qui prouve le mauvais effet du traitement employé.

A la suite du nitrate d'argent et de la teinture d'iode, il faut placer les sulfates de zinc, de cuivre, etc. Enfin, les solutions très-concentrées de sel marin constituent, dans certains cas, une excellente médication topique.

J'en ai fini avec le traitement local institué contre la la toux laryngée. J'en arrive maintenant au traitement général.

TRAITEMENT GÉNÉRAL.

Le traitement général de la toux laryngée s'emploie seul ou concurremment avec le traitement local. C'est, on peut dire, celui que l'on emploie presque exclusivement contre la toux qui est due à l'irritation produite par les tubercules pulmonaires. Aussi, pour ne pas m'exposer à des redites inutiles, traiterai-je ici du traitement général de la toux laryngée et de la toux pulmonaire, les moyens employés contre la première pouvant parfaitement s'appliquer à l'autre.

Un très-grand nsmbre de remèdes ont été employés pour guérir la toux laryngée et pulmonaire. Les plus usités sont, sans conteste, les médicaments narcotiques, ils remédient au plus pressant besoin des malades en leur donnant le repos qu'ils désirent avec tant d'impatience. Les narcotiques ayant la propriété de procurer du sommeil, il s'en suit que l'irritation morbide de la muqueuse laryngée ou du parenchyme pulmonaire n'est plus perçue par les malades, en sorte que ceux-ci oublient pour ainsi dire de tousser.

L'opium est le béchique par excellence. Il importe cependant de ne pas l'administrer trop tôt. On fera bien de commençer par l'extrait de laitue vireuse, par exemple, (2 centigr. à 5 centig.) sous forme de poudre. Si l'on se hâtait de recourir à l'opium, ou bien si, au lieu de se contenter d'abord de faibles doses on commençait par des doses élevées, il se pourrait que plus tard, si la toux redouble de fréquence, les effets qu'ils produisent habituellement soient moins énergiques ou même nuls.

Il est des cas où l'opium est contre-indiqué. C'est lorsque le malade est sujet à avoir la fièvre le soir accompagnée de sueurs considérables, ou bien encore lorsqu'il présente un état gastrique assez prononcé. Il faudra alors recourir à un autre médicament, l'alcoolature d'aconit, par exemple, qui est un véritable sédatif de la circulation.

Les préparations opiacées les plus employées sont surtout le laudanum de Sydenham, dix ou quinze gouttes dans une potion. Cette teinture renferme dans une parfaite harmonie d'action tous les principes de l'opium. Le sirop de pavots blancs 30 à 60 grammes dans un julep est aussi très-utile. On peut donner tous les soirs 30 grammes de sirop diacode ou de sirop thébaïque qui est deux fois plus fort dans une potion à prendre par cuillerées, ou bien encore une pilule de cynoglosse de 0,05 à 0,10 centigr.

Le chlorhydrate de morphine concourt aussi efficacement à supprimer la toux des phthisiques. On le donne à la dose de un gramme jusqu'à cinq centigr. par jour dans six ou huit gr. d'eau de laurier-cerise.

Parmi les principes qu'on a retirés de l'opium, le plus agréable et le plus doux, c'est la codéine. Elle ne débilite pas et ne cause pas des vomissements comme la morphine.

On la donne le soir sous forme de pilules depuis deux jusqu'à cinq centigr.

Lorsque la toux est quinteuse et spasmodique, on a coutume d'unir la belladone à l'opium. D'un autre côté cette association des deux substances a l'avantage d'être supporté par les malades bien plus longtemps que s'ils prenaient l'opium ou la belladone séparement. En effet, cette réunion est un composé très-heureux dans lequel les inconvénients de chacun des médicaments s'atténuent réciproquement.

C'est aussi dans ces cas de toux spasmodique, coqueluchoïde que M. Gubler emploie très-avantageusement le bromure de potassium. On peut l'administrer le soir en se couchant à la dose de un à 4 grammes dans un sirop béchique quelconque.

Magendie recommandait l'acide prussique auquel il attribuait une grande efficacité.

A côté des narcotiques se placent les antispasmodiques, tels que l'éther, le chloroforme, qui réussissent quelquefois à calmer des toux opiniâtres.

Enfin, M. Tripier recommande de prendre de l'eau-de-vie après le repas. Il est vrai que cet auteur prescrit ce traitement en vue de combattre les vomissements qui surviennent quelquefois comme conséquence de la toux, mais il pense que les alcooliques, outre l'insensibilité qu'ils produisent sur la muqueuse stomacale, diminuent la toux et les sueurs, procurent du sommeil, et exercent enfin sur l'état général des phthisiques une influence des plus heureuses.

1° Moyens hygiéniques.

L'indication la plus importante à remplir au point de vue hygiénique, c'est de soustraire l'organe de la voix à tout exercice lorsque la toux résulte de son inflammation. On recommandera aux malades de ne pas chanter, ni de parler trop longtemps, et cela tant que durent la toux et le plus léger trouble de la phonation. Ces précautions sont presque indispensables à la guérison, car si l'on n'y satisfait pas, l'irritation des cordes vocales ne fera qu'augmenter à chaque émission de voix, et par conséquent l'on court grand risque de voir s'éterniser l'affection laryngée.

Les malades doivent, en outre, séjourner dans une chambre à température douce et toujours uniforme; ils doivent éviter de s'exposer aux refroidissements. Il convient de leur faire porter de la flanelle, en leur recommandant de ne jamais la quitter. Mais il est inutile, et quelquefois même nuisible, de s'envelopper le cou avec des enveloppes protectrices, telles que cache-nez, etc., ce qui ne sert qu'à rendre les malades plus sensibles au froid, et à favoriser l'état fluxionnaire de la muqueuse.

Comme boisson, on donnera de préférence des tisanes mucilagineuses qui, comme nous l'avons déjà dit, calment la sécheresse de l'arrière-gorge. On recommandera aussi de boire de l'eau de Seltz coupée avec du lait.

2° Toux bronchique.

Au début de la bronchite, la toux étant la conséquence de la fluxion et de l'engorgement de la muqueuse bronchique, la première indication est de dégager cette muqueuse en détournant sur la peau le processus inflammatoire. On y parvient au moyen des révulsifs cutanés qui sont journellement employés dans le traitement de cette affection. On fait faire des frictions sur le devant du thorax avec la teinture d'iode ou avec l'huile de croton. On applique un emplâtre de thapsia ou de poix de Bourgogne, avec 20 ou 25 centigrammes de tartre stibié.

Tous ces moyens sont fort utiles et rendent indifférement de très-grands services.

Lorsque le refroidissement est la cause de la bronchite, le meilleur moyen de faire disparaître la toux dans ce cas, c'est la médication diaphorétique. Les boissons chaudes en grande quantité et la chaleur du lit, sont les plus sûrs moyens de satisfaire à cette indication.

Dans la deuxième période de la bronchite (période de coction), nous savons que la toux est occasionnée par la présence des crachats. Aussi doit-on chercher à débarrasser les bronches du contact de ces corps étrangers qui irritent leur muqueuse et entretiennent ainsi une toux qui peut être légère, mais qui souvent finit par épuiser les malades par son intensité et sa durée.

Si les crachats ne peuvent être évacués, non pas à cause de leur abondance, mais à cause de leur viscosité, il convient de modifier cette sécrétion de la muqueuse bronchique. On administre, dans ce cas, le calomel ou l'émétique à petites doses, ou bien encore le kermès, l'oxymel scillitique. L'ipéca à 0,15 ou 0,20 centigrammes en nature ou mieux en pastilles, seul ou uni à la gomme ammoniaque, facilite beaucoup l'expectoration et diminue notablement les efforts de la toux.

Enfin, les alcalins sont aussi d'une incontestable utilité contre la viscosité des sécrétions.

Si, au contraire, l'expectoration est incomplète à cause d'une sécrétion trop considérable de crachats qui encombrent les bronches, il faut recourir aux expectorants, et, dans le cas particulier, le meilleur est un vomitif qui agit par la contraction brusque des parois thoraciques, à la suite de laquelle l'air est vivement chassé des alvéoles entraînant avec lui les produits de la sécrétion. On administrera donc une potion vomitive associée au sirop d'ipécacuanha.

Les antimoniaux remplissent aussi cette indication. On emploie le tartre stibié à la dose de 1 à 5 centigrammes, — le kermès minéral (0,05 à 0,50 centigr.), — l'oxyde blanc d'antimoine (1 à 4 gr.).

Une autre classe de médicaments qui concourent efficacement à calmer la toux, ce sont les balsamiques qui agissent, en général, en modérant la sécrétion trop abon dante de la muqueuse bronchique.

Dans cette classe rentrent le copahu, le baume du Pérou, la gomme ammoniaque. Il est préférable d'employer ces agents thérapeutiques sous forme de vapeurs dans le but d'agir directement sur les surfaces malades. On se sert de préférence du goudron mêlé avec de l'eau que l'on fait bouillir dans la chambre du malade; l'inspiration des émanations de cette substance constitue une médication des plus utiles.

Les médicaments astringents agissent comme les balsamiques; ils réussissent à diminuer l'expectoration. Il faudra prescrire surtout l'extrait de ratanhia ou de monésia en potion à 1 gramme par jour, — ou le tannin à 0,20 ou 0,25 centigr., — ou bien encore l'acétate de plomb.

A côté des balsamiques, se rangent les *sulfureux* qui sont depuis longtemps employés dans le traitement des bronchites. Hoffmann se trouvait très-bien du soufre pour combattre la toux, surtout chez des sujets affaiblis comme le sont ordinairement les tuberculeux.

De même, Graves, de Dublin, prescrivait trois ou quatre fois par jour du soufre à la dose de 0,30 à 0,60, et il affirmait que c'était un des meilleurs agents thérapeutiques contre les toux rebelles compliquées d'hypersécrétion bronchique. On administrera donc de la fleur de soufre, ou bien du soufre en pastilles, en tablettes. Les bains sulfureux constituent un utile adjuvant. Si les malades peuvent se déplacer, on les enverra dans les stations pyrénéennes, telles que Cauterets, Eaux-Bonnes.

Tels sont les divers agents thérapeutiques dont on se sert pour combattre l'affection locale qui cause la toux. Si celle-ci persiste malgré ces divers traitements, si surtout elle provoque de l'insomnie, la meilleure médication est encore la médication narcotique. J'en ai assez parlé au chapitre de la toux laryngée pour que j'y insiste davantage.

Je mentionnerai, en terminant, un médicament qui se rapproche des narcotiques, c'est le « phellandrium aquaticum, » dont les semences ont la propriété de calmer la toux et de faciliter l'expectoration.

Quant aux mesures hygiéniques, elles sont à peu près les mêmes que celles que j'ai conseillées contre la toux laryngée.

3° Toux pleurétique.

Le traitement de cette variété de toux ne nous arrêtera pas longtemps; car, si l'étude de la toux pleurétique présente un réel intérêt au point de vue de son mécanisme et du diagnostic de la pleurésie, il faut dire que les indications thérapeutiques qu'elle nous fournit sont très-limitées. Il est bien rare, en effet, que le médecin soit appelé à traiter ce symptôme dont les malades se trouvent généralement peu incommodés. Cependant, il arrive quelquefois que la toux provoque une recrudescence du point de côté qui caractérise la pleurésie, si bien que les malades n'osent pas tousser. Il convient alors de la traiter, et pour cela il suffit d'un traitement purement local.

On appliquera un large vésicatoire, des ventouses sèches ou scarifiées.

Au début, des badigeonnages à la teinture d'iode. On pourra faire aussi des injections sous-cutanées de chlorhydrate de morphine.

Ces moyens sont, il est vrai, applicables surtout contre ia douleur thoracique; mais on peut dire qu'ils combattent ndirectement la toux en la rendant plus supportable et moins pénible pour les malades.

Cette méthode révulsive remplit encore une autre indication à laquelle il faut viser, surtout dans la pleurésie tuberculeuse, c'est de s'opposer à l'épanchement. Si on n'a pas pu empêcher l'épanchement de se faire, il faut hâter sa résorption par l'application répétée de vésicatoires.

Paris. A. Parent, imprimeur de la Faculté de Médecine, rue M'-le-Prince, 31

ncontent.com/pod-product-compliance
ent Group UK Ltd.
n Keynes, MK11 3LW, UK
220726
'H00002B/805